Docteur Ch. JUMELAIS

CONTRIBUTION A L'ÉTUDE

DE LA

TENSION ARTÉRIELLE

Dans la Tuberculose pulmonaire

TOULOUSE
CH. DIRION, LIBRAIRE-ÉDITEUR
50, RUE SAINT-ROME, 50

1906

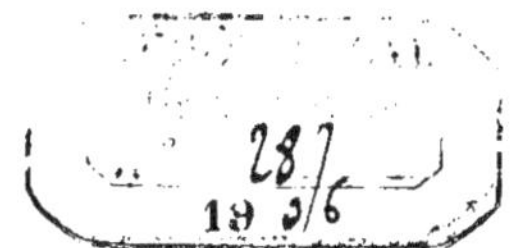

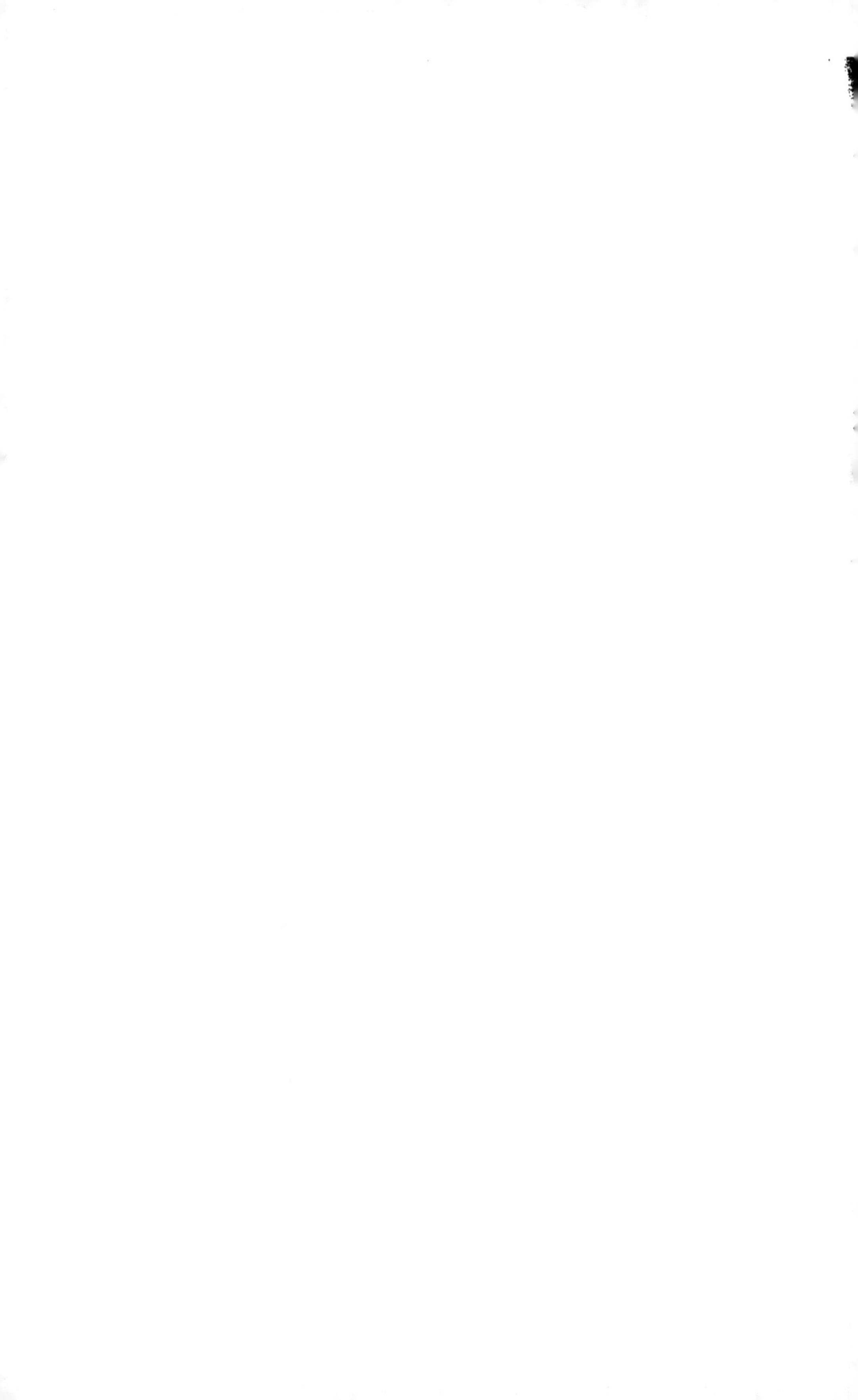

Docteur Ch. JUMELAIS

CONTRIBUTION A L'ÉTUDE

DE LA

TENSION ARTÉRIELLE

Dans la Tuberculose pulmonaire

TOULOUSE

CH. DIRION, LIBRAIRE-ÉDITEUR

50, RUE SAINT-ROME, 50

1906

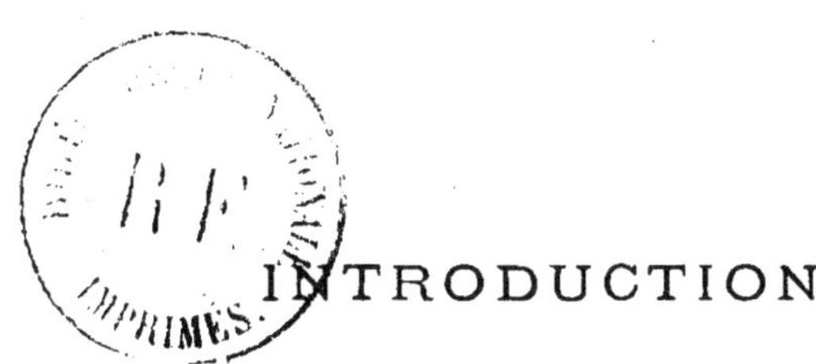

INTRODUCTION

Dans l'étude des multiples questions qui ont été successivement agitées à propos de la tuberculose, nous avons été frappé du nombre relativement restreint des publications consacrées à l'un des symptômes, sinon principaux, du moins bien caractéristiques de cette affection : les variations de la tension artérielle au cours de la tuberculose pulmonaire.

Etudiée en premier lieu, sur l'homme, à Vienne, par von Basch, en 1881, elle fut importée en France par Potain qui, dans ses multiples travaux, esquissa ses grands caractères cliniques, et depuis, c'est à peine si nous trouvons quelques thèses et quelques mémoires sur la question ; et pourtant, elle ne manque pas d'intérêt, nous le verrons tout à l'heure.

D'une recherche relativement facile, ne demandant que quelques minutes d'attention, et un peu de précision dans le maniement d'un appareil très simple, elle nous donne des renseignements importants et d'une valeur aujourd'hui incontestée.

Elle peut, en effet, nous être d'un secours précieux, non seulement dans les cas de diagnostic difficile, à la période de prétuberculose où les signes stéthoscopiques manquent, mais elle peut encore, par ses variations, son degré, nous renseigner sur la marche plus ou moins rapide des lésions, sur la bénignité ou la sévérité du pronostic qui en découle, sur les complications intercurrentes possibles ; elle peut, enfin, nous donner quelquefois une indication très réelle dans le traitement.

Aussi nous a-t-il semblé intéressant, après un court aperçu de l'état actuel de la question, de présenter un tableau dressé d'après le résumé des Observations de deux cent cinquante malades en traitement au sanatorium du Chamossaire, observations prises par le Docteur Jaquerod, qui nous a fait l'honneur de nous les communiquer, afin d'en étudier et d'en interpréter les résultats, puis d'en tirer quelques conclusions pratiques, au triple point de vue diagnostic, pronostic et thérapeutique.

Mais avant d'aborder notre sujet, nous acquitterons, avec joie, une dette de reconnaissance envers nos Maîtres de l'Ecole de Médecine de Rennes, où nous avons fait toutes nos études.

Nous avons eu l'honneur d'être, successivement, l'externe de M. le Docteur Dayot fils, professeur de Clinique chirurgicale, et de M. le Docteur Bertheux, professeur de Clinique médicale ; tous les deux nous ont donné les preuves du plus grand intérêt pendant le temps que nous avons passé dans leur service.

Que M. le Professeur Perrin de la Touche, directeur de l'Ecole de Médecine, et MM. les Professeurs Lhuissier, Lautier, Lefeuvre, Bodin, Bruté de Remur, Castex, Le Damany, Veron, Blin, Perrier, Assicot, Millardet, Dide, veuillent bien agréer l'hommage de notre profonde reconnaissance, car tous nous ont prodigué une part de leur enseignement au cours de nos études médicales.

Notre cousin, M. le Docteur Robin, ancien chef de Clinique à l'Ecole de Médecine de Rennes, nous a, dans plusieurs occasions, témoigné son affection en mettant à notre disposition, non seulement sa bibliothèque, mais aussi son savoir.

Lors de notre départ pour la Faculté de Toulouse, il nous recommanda à l'un de ses anciens condisciples, M. le Docteur Raymond Cestan, agrégé à la Faculté de Toulouse.

Celui-ci répondit aimablement à la recommandation; nous l'en remercions bien sincèrement. Grâce à lui, M. le Professeur André nous a fait l'honneur d'accepter la présidence de notre thèse; nous tenons à lui exprimer ici, ainsi qu'à MM. Baylac, R. Cestan et Rispal, assesseurs, toute notre reconnaissance.

C'est M. le Docteur Jaquerod, médecin au Sanatorium de Leysin (Suisse), qui nous inspira le sujet de notre thèse, en mettant à notre disposition les récoltes d'un travail de plusieurs années. Qu'il daigne agréer nos sincères remerciements.

CHAPITRE PREMIER

Historique. — Appareils. — Technique.

Ce fut en 1774 qu'un physiologiste anglais, Hales, eut le premier l'idée de mesurer la tension artérielle sur des animaux. Ses recherches, très simples, furent complétées au dix-neuvième siècle par les travaux de Poiseulle, Magendie, Marey.

Mais c'est seulement en 1881 qu'un professeur de Vienne, von Basch (1), posa le principe de tous les appareils de sphygmanométrie actuellement employés chez l'homme; puis, Gartner et Riva-Rocchi, à l'étranger, modifièrent ses appareils et contrôlèrent ses résultats.

La découverte du savant autrichien fut signalée, pour la première fois en France, par G. Homolle, dans la « Revue de Médecine » ; mais ce fut surtout Potain qui, par l'invention de son appareil, aujourd'hui d'usage courant, par ses multi-

(1) Von Basch. Ueber die Messung des Blutdrucks aur Menschen, 1881.

ples recherches et ses publications dans les Archives de Physiologie de 1889-1890, par ses cliniques résumées dans son livre, publié en 1902 par M. Teissier, son élève, sur « La Pression artérielle », contribua le plus à la vulgarisation de cette importante méthode d'exploration clinique. Au point de vue qui nous occupe plus spécialement, signalons, dans ce livre, le chapitre qu'il consacre à l'hypotension des tuberculeux ; nous y trouvons décrits les grands traits cliniques de ce symptôme.

Signalons encore l'importante thèse de Cazes (1), contemporaine des articles de Potain, aux Archives de Physiologie. Puis, en 1894, la communication plus spécialisée de Marfan (2) à la Société de Biologie, les thèses documentées de MM. Papillon (3) (1897) et G. Reynaud (4) (1901), et, enfin, à une époque encore plus récente, les articles de M. le Docteur Jaquerod (5) dans la « Gazette des Eaux » (1905) et les rapports de MM. Teissier, Barbary (de Nice), Cazeaux, au dernier Congrès de la Tuberculose.

On a successivement recommandé, dans la mesure de la tension artérielle, des appareils très

(1) Cazes. Thèse de Paris, 1889-90. De la tension artérielle dans quelques états pathologiques.

(2) Marfan. Société de Biologie, 16 mai 1891. De l'abaissement de la pression artérielle chez les tuberculeux.

(3) Papillon. Thèse de Paris, 1897. Diagnostic précoce de la tuberculose pulmonaire.

(4) G. Reynaud. Thèse de Paris, 1901. L'hypotension artérielle et sa valeur clinique dans les états toxiques et infectieux.

(5) Dr Jaquerod. Gazette des Eaux, 27 juillet 1905. Influence de l'altitude sur la tension artérielle chez les tuberculeux.

variés : le sphygmomanomètre de von Basch, puis celui de Potain, le tonomètre de Gartner, le manomètre de poche de Sahli, celui de Riva-Rocchi, le sphygmomètre de Verdin, etc..., tous ont leurs avantages et leurs inconvénients ; le plus employé, le plus facile à manier, est celui de Potain, et c'est lui qui a servi, dans les mesures de tension artérielle, chez nos deux cent cinquante malades, dont les observations sont résumées plus loin.

Nous ne nous étendrons ni sur la description de cet appareil, ni sur la technique de son application, description et technique minutieusement étudiées par Potain dans son livre précité, par G. Brouardel (1) dans son « Précis d'exploration Clinique du cœur et des vaisseaux », et par MM. Vaschide et Lalue dans les Archives générales de Médecine (1903).

Nous devons signaler, toutefois, quelques points particuliers sur la façon dont furent prises nos observations. Les tensions artérielles ont toutes été prises de dix à onze heures du matin, avant le repas, pour éviter les variations dues à la digestion ; avec le même instrument, entre les mains du même opérateur, le Docteur Jaquerod ; le malade étant dans une position toujours semblable : debout, le coude légèrement plié à angle obtus et la main à la hauteur de la pointe du cœur ; — on sait, en effet, « que tout déplacement en

(1) G. Brouardel. Précis d'exploration clinique du cœur et des vaisseaux. Paris, 1903.

hauteur du bras et de la main, dès qu'il atteint 13 ou 14 centimètres, se traduit immédiatement par une différence de 1 centimètre de mercure (1) ».

De plus, M. le Docteur Jaquerod a eu soin, avant chaque mesure, de fixer l'aiguille du manomètre à 5 centimètres de pression, avant l'expérience. Ce détail a son importance, bien que Potain prétende que le résultat soit identiquement le même, que l'on place l'aiguille à 3 ou à 5 centimètres. M. le Docteur Jaquerod, par des essais comparatifs à l'aide de trois appareils différents, a toujours trouvé environ 1 centimètre de pression en plus quand l'aiguille était sur le chiffre 5 que quand elle était sur 3.

Disons, enfin, que le Sanatorium du Chamossaire, où ont été prises nos observations, est situé à 1,440 mètres d'altitude; or, nous savons l'influence hypertensive de l'altitude, nous y reviendrons d'ailleurs plus loin, dans l'interprétation de notre tableau.

(1) Potain. *Loco cit.*

CHAPITRE II

Résumé de 250 Observations de Tuberculeux

Prises au Sanatorium du Chamossaire (Leysin)

Par le Docteur JAQUEROD.

NUMÉRO DE L'OBSERVATION	AGE	POIDS		TENSION ARTÉRIELLE		POULS		PÉRIODE	PARTICULARITÉS
		Arrivée	Départ	Arrivée	Départ	Arrivée	Départ		
1	24	60	68	16-22	25	90-80	88	II	Sort amélioré.
2	36	65		15-16		130-110		II	
3	25	47		16-15		120-110		II	Hémoptysies, mauvais cas.
4	21	50		15	15	120-100	100	III	Mauv. cas, fébrile perm. Decédé.
5	28	70	90	16	19	144-104	80	I	Guéri.
6	23	54		15	15	100-90	108	II	Hémoptysies.
7	28	55		16	10	100	140	III	Mauv. cas, subfébrile. Mort.
8	29	53	60	15	16	90	80		
9	22	56		17	19	100-85	90	II	Amélioré.
10	28	56		15		120	130	III	Album. Mauv. cas, génér.
11	24	78	82	15	17	120	90	II	Très amélioré.
12	37	65		20		70		II	
13	28	55	60	13-16	17	100	80		
14	17	49	63	14	16	130	108	II	Fièvre au début. Guérison.
15	30	40	53	20	20	120	100	III	Cas fébrile à evolut. favor. Tr. amelioré.
16	21	65	70	17	18-19	95	85	II	Guéri.
17	38	68		23	21	100	90	I	Etat stationnaire.
18	55	76		13-14		85		III	Fièv. perman. Mauv. cas.
19	24	50		17	19	100	90	II	Amélioré.
20	24	62		16		120		III	Fébrile.

NUMÉRO DE L'OBSERVATION	AGE	POIDS Arrivée	POIDS Départ	TENSION ARTÉRIELLE Arrivée	TENSION ARTÉRIELLE Départ	POULS Arrivée	POULS Départ	PÉRIODE	PARTICULARITÉS
21	39	61	72	14-15	17	120	95	II	Très amélioré.
22	42	50		10-11	10	140		III	Mort rapide en quatre jours par épuisement cardiaque en arrivant à l'altitude.
23	28	62		20		70		II	Bon cas.
24	31	75		14-15	20	90-80	80	II	Amélioré.
25	38	67		12-13		100		II	Neurasthénique.
26	48	64		18		100		III	Fébrile.
27	35	64		19		80		I	Guéri.
28	19	73	78	13	21	120	90	II	Guéri.
29	38	52		14-15		130		III	Fièvre. Mauvais cas.
30	28	76		18		120		II	Fébrile.
31	33	60		18		120		II	Fébrile.
32	29	52	60	16	17	104	100	II	Amélioré.
33	32	68		10-12 (f.)	16 à febr.	120	100	III	Très amélioré.
34	24	56		19		90		II	
35	70	80		25					Bien portant.
36	24	68		16		76		I	Neurasthénique.
37	24	69		23	20	80	90	II	
38	28	54	55	15	17	100		II	
39	33	74		18		110		II	Bon cas.
40	24	68		11	15	140	120	II	**Hemopt. au debut. Tr. amel. au départ.**
41	44	60	65	15-16	20	110	84	II	Amélioré.
42	32	44		8		100		II	Anémie pron. **Lymphom. du cou.**
43	42	56	57	15	16	100	90	II	Amélioré.
44	35	75		18		100	105	I	Asthmatique.
45	23	68		20-21		95	100	I	
46	22	53		12 h.	17	120	100	I	**Hémop. au deb., dispar. au dép. Tr. amel.**
47	19	50		11		140		III	Mauvais cas, fébrile.
48	30	60	66	21		75		II	Amélioré.
49	27	60		15	18	90	90	I	**Insuf. mitrale av. troub. congest. à l'arr.**
50	27	59	68	20	20	90	90	I	Guéri.
51	35	60		14	17-18	120	90	II	**Hemopt. au debut du sejour à l'altitude.**
52	20	73		18	19	90	64	I	
53	21	72		18-13-15	15-12	112	120	II	**Febrile. aggr. peu à peu { pas d'hémopt. à l'altitude, hémoptys. finales en plaine.**
54	35	90		21		80		I	Guéri.
55	35	56	55	14	18	100	80	II	Guéri.
56	28	51	57	17	18	90	90	I	Guéri.
57	37	56	64	20	17	100	100	II	Guéri.
58	39	53	55	17	19	100	90	III	Amélioré.
59	19	68	74	19	23	110	95	II	Guéri.
60	30	60	76	21	25	100	90	II	Guéri.

NUMÉRO DE L'OBSERVATION	AGE	POIDS		TENSION ARTÉRIELLE		POULS		PÉRIODE	PARTICULARITÉS
		Arrivée	Départ	Arrivée	Départ	Arrivée	Départ		
61	38	84	89	20		120-90		II	
62	33	64		15	16-17	100	110	II	
63	27	39		14		150		III	Fébrile.
64	20	63	90	20	21	110		II	Bon cas.
65	23	58		20		100		II	
66	25	73		19		100		II	
67	32	68		21		60		I	
68	27	66		18-19		75		II	
69	20	71		20		80		Pr. I	Suspect.
70	24	62	64	18		80		II	Bon cas.
71	33	76		18	19	120	85	II	Guéri.
72	33	51	48	15		100		II	Tuberculose intestinale.
73	29	92	86	22	22	90	72	II	Guéri.
74	28	67	70	18	17-18	70	82	I	
75	22	68		20		110		II	Bon cas.
76	21	55		19	19	100	110	II	
77	22	62		21	20	70	90	II	
78	21	69		16	15	120	140	II	Hémoptysies.
79	22	54	56	18		80		Pr I	Suspect.
80	30	56		15	16-17	115		III	Amélioré.
81	19	61	64	20	19	100	120	II	
82	28	54		15-20		90		II	
83	26	53	44	16		120	120	III	
84	43	80	87	24		100		II	
85	22	68		16	20	80	80	I	Guéri.
86	26	73		15	17	100	90	II	Amélioré.
87	21	65	72,5	20		100	84	II	Guéri.
88	23	37		15		120		III	Généralisation.
89	23	55		20	18	140	145	II	Fièvre. Lente aggravation. Amaigrissement. Jamais d'hémoptysies à l'altitude, retourne en plaine, la T. A. descend à 15 et le malade a des hémoptysies.
90	35	59		12		120		III	Fièvre élevée.
91	22	52		18		110		II	Fébrile. (Cas à peu de résist.).
92	27	70		18		100		II	
93	38	56		18		100		II	
94	20	66		20		80		I	Guéri.
95	23	66	74	25	22	80	95	II	Amélioré.
96	33	59	64	16	17	95	80	II	Guéri,
97	41	60	54	18	15	95	100	II	Aggravé.
98	21	43		15		120		III	Mort.
99	30	55		20	17	120	115	II	Albumine à l'arrivée.
100	28	84	62	17		135		II	

NUMÉRO DE L'OBSERVATION	AGE	POIDS Arrivée	POIDS Départ	TENSION ARTÉRIELLE Arrivée	TENSION ARTÉRIELLE Départ	POULS Arrivée	POULS Départ	PÉRIODE	PARTICULARITÉS
101	22	46	50	19-20	19	120	110	II	
102	22	63		17		90		I	
103	25	57		18		72		II	
104	30	57	58	12	13	105	101	II	Quelques hémoptysies.
105	20	72		15		120		I	Neurasthénie.
106	31	70		17	19	90	80	II	Guéri.
107	27	69		20-21	19	90	80	II	Bon cas.
108	32	59		17	19	90		II	
109	20	57	67	20	21	130	110-105	II	Bon cas.
110	32	51		14		110		II	Mauv. cas. Souvent fébrile.
111	17	46		19-20		78		II	
112	38	57		17-18		120		III	
113	40	87	90	15	16-17	120		II	Amélioré.
114	24	79		21		95		II	Résistant.
115	20	65	76	14	17	120	90	II	Amélioré.
116	32	54		15		100		II	
117	23	57		20		80		III	Résistant.
118	25	63		14-17	20	80	120	III	Résistant.
119	29	71		20	20	100	82	II	Amélioré.
120	24	58		16		96			
121	31	56		14-15	18	80	80	II	Amélioré.
122	18	60		19-20		120		II	Bon cas.
123	25	85		19-20		108		I	
124	22	66		13		120		III	Fébrile.
125	28	49		14		90		III	Mauvais cas.
126	34	55		19		106		II	Bon cas.
127	18	45		9-5	18	130	90	II	Guéri.
128	23	48		16-17		120		II	
129	30	80		23-22	20	106	80	II	Guéri.
130	27	67	63	14	18	120	90	II	Amélioré.
131	34	68		20		84		II	Bon cas.
132	19	51		17	19	116	72	II	Guéri.
133	28	56		19	20	120	90	II	Guéri.
134	22	61	70	17-18		110		II	Bon cas.
135	21	58		15	15	96	90	II	
136	30	70		17		90			
137	20	61		15-16	18	120	90	III	Amélioré.
138	31	60		17-16		120		III	Mauvais cas.
139	27	60		17-18		120		II	Amélioré.
140	28	77		18-19	21-25	100	90	II	Guéri.
141	17	36		12		100		III	Hémoptysies.

NUMÉRO DE L'OBSERVATION	AGE	POIDS		TENSION ARTÉRIELLE		POULS		PÉRIODE	PARTICULARITÉS
		Arrivée	Départ	Arrivée	Départ	Arrivée	Départ		
142	29	79		20-21		108		II	Guéri.
143	26	56		20-21		108		II	Bon cas.
144	34	64		13		90		Pr.I	Suspect. (Neurasthénique).
145	21	54		19-20		90		II	Albumine. (Mauvais cas).
146	37	75		19		84		II	Guéri.
147	40	45		18	25	120	90	II	Amélioré. Artério-sclérose.
148	36	70		15		140		II	Mauvais.
149	42	75		16		96		II	Hémoptysies.
150	13	39		11		125		III	Fièvre. Généralisation.
151	23	70		19-20		100		II	Bon cas.
152	13	35		10-11		130		III	Décédée.
153	25	84		16-17		100		II	Mauvais cas.
154	24	68		19-20		90		I	Guéri.
155	31	63		19		120		II	Bon cas.
156	22	65		17		90		II	
157	33	67		17		75		Pr.I	Suspect. Syphilis.
158	27	66		19		105		II	Bon cas.
159	23	67		19-20	19	90	100	II	Bon cas.
160	21	53		21	16	100	120	II	Aggravé. Fièvre.
161	28	52		19-20		90		II	Bon cas.
162	21	60		18-19	17	90	60	I	Neurasthénique. Guéri.
163	26	60		20-21		70		I	Guéri.
164	25	68		17	19	108	70	II	Guéri.
165	20	72		18		90		II	Bon cas.
166	46	60	65	16	18	140	104	II	
167	25	54		15-16	17	104	90	II	Amélioré.
168	24	60		9-10	14-15	120	108	III	Hémopt. au début. Amélioré au départ.
169	23	50		15		120		III	Anémique.
170	38	53		15	13	120		II	Aggravé.
171	21	60		13		120		II	Hémoptysies.
172	35	87		16-17		70		I	Début par hémoptys. Guéri.
173	23	65		19-20	13-14	115		II	Aggravé. Fièvre.
174	40	66		17		72			
175	20	63		20	17	104	110	II	Bon cas.
176	30	52		15-16		111		II	Mauvais cas. Subfébrile.
177	25	51	48	14-15	19	105	84	III	
178	20	60		17		120		II	
179	30	60		18		72		II	
180	21	69		17		96		II	
181	25	53		21-22	20	120	84	II	Guéri.
182	26	66	68	17-18	20	72	78		

NUMÉRO DE L'OBSERVATION	AGE	POIDS		TENSION ARTÉRIELLE		POULS		PÉRIODE	PARTICULARITÉS
		Arrivée	Départ	Arrivée	Départ	Arrivée	Départ		
183	30	62	66	21	19	120	120	II	
184	19	53		11		75		II	Anémique.
185	23	70		23		125		II	
186	48	49		14	16-18	120	120	III	Amélioré.
187	54	43		9		96		III	Cachexie.
188	28	60		19		110		II	Bon cas.
189	37	75		19		132		II	
190	26	68		20		115		II	Guéri.
191	21	65		21		120		II	Guéri.
192	27	68		20	19-20	118	100	II	
193	26	69		19		95		II	
194	17	68		16		120		II	
195	25	70		21		116		II	Guéri.
196	26	55		20		116		II	
197	21	71		20	25	100	100	II	Guéri.
198	16	59		17		130		II	Fébrile. Résistant.
199	18	52		19		120		II	Guéri.
200	23	52	55	12-13	18	72	80	II	Guéri.
201	37	61	76	17-18	18-17	86	85	II	Guéri.
202	24	57		16		120		III	Résistant.
203	28	60		12-13	19	80	70	II	Arrivé anémiq. Sort amél.
204	19	52		14		95		II	Fièvre. Mauvais cas.
205	33	57		16	17	120	80	III	Fiév. Mauv. cas. Albumine.
206	33	65		19	21-22	80		I	Guéri.
207	22	66		20	17	120	100	II	Aggravé.
208	17	61		14-15		120		II	Fébrile. Hémoptysies.
209	20	68		14-15		100		II	Anémie. Lymphatisme.
210	22	74	81	19	19	110	75	II	Bon cas.
211	30	45	51	9-10	18	85	70	II	Guéri.
212	23	68		19-20	20	95		II	Guéri.
213	40	66		12		100		II	Fébrile. Mauvais cas.
214	33	68		19		84		II	Guéri.
215	24	58		15	19	88	90		Insuffis. mitrale. Amélioré.
216	35	63		21-22	17	110	90	II	Agg. Hemop. en plaine avec T.A. < 15-16.
217	26	64	73	15	17-18	120	110	II	Amélioré.
218	40	55		16-17	14	96	120	III	Fièvre. Aggravé.
219	30	61	64	19-20	19	115	94	II	Guéri. Anémique.
220	19	64	66	21-22	20	120	100	III	Bon cas. Très amélioré.
221	27	58	69	20		110		III	Amélioré.
222	21	68		17-18		100		II	
223	21	60	68	14-15	19	90	72	II	Fièvre.

NUMÉRO DE L'OBSERVATION	AGE	POIDS Arrivée	POIDS Départ	TENSION ARTÉRIELLE Arrivée	TENSION ARTÉRIELLE Départ	POULS Arrivée	POULS Départ	PÉRIODE	PARTICULARITÉS
224	39	45		9-10		120		III	Fièvre. Aggravé.
225	25	50	57	13-14	14	110	82	II	Mauvais cas. (Mort un an après).
226	25	59		17-18		86		II	
227	32	58		16-17		150		III	Très résistant.
228	25	60		12	10-11	90	130	II	Agg. Hemopt. mort. ap. départ de Leysin
229	19	55		16-17		112		II	
230	25	62		17	20-21	120	110	II	Hémoptysies de la plaine avec chute de la T. A. Amélioré.
231	39	110		19-20		80		II	
232	23	60		15-16		100			Neurasthénique. Anémiq.
233	26	63		19		100		II	Guéri.
234	23	46		18		120		II	
235	23	61		20	19	105	90	II	Guéri.
236	40	59		14		120		III	Fièvre.
237	30	70	83	15	19	130	100	II	Guéri.
238	28	52	56	15	18	80		II	Anémique.
239	30	49	54	18	15	110	90	II	Aggravé.
240	27	91		23		100		Pr. I	Suspect.
241	38	55		16-17		90		Pr. I	Suspect. Neurasthénique. Hystérique.
242	21	60		18		90		II	
243	22	48		20-21		120		II	
244	28	79		17		90		Pr. I	Suspect.
245	30	57		13-14	17	115	90	II	Fièvre au début. Amélioré.
246	20	53	57	16	16	90	70	II	Amélioré.
247	27	87		15	10	125	130	III	Aggravé.
248	20	47		18		130		II	Bon cas.
249	25	49		15		120		III	Fièvre. Entérite tubercul.
250	23	65		18		84		II	Guéri.

MOYENNES DES TENSIONS

I. — Selon la période de la tuberculose.

PÉRIODE	A L'ARRIVÉE	AU DÉPART
I	18cm,38	18cm,72
II	17cm,35	18cm,77
III	14cm,45	16cm

II. — Selon l'âge (tensions prises à l'arrivée).

PÉRIODE	AVANT 20 ANS	DE 20 A 30 ANS	AU-DESSUS DE 30 ANS
I	17cm	17cm,82	18cm,88
II	15cm,69	17cm,82	16cm,66
III	13cm	15cm,19	13cm,62

CHAPITRE III

La Tension normale en plaine. Ses variations. La Tension normale à l'altitude.

Avant d'interpréter nos observations et de tirer de leur étude les déductions qu'elles comportent, il nous a semblé utile de résumer en quelques lignes les notions générales que nous possédons actuellement sur la tension normale de l'homme, notions qui nous permettront ensuite de comparer avec plus de facilité les anomalies dues à la tuberculose. Nous n'y insisterons pas d'ailleurs, ne pouvant mieux faire que de renvoyer nos lecteurs aux deux livres de Potain et de Brouardel, où la question est traitée longuement.

Potain, chez l'adulte, trouva une moyenne de 16 c., 7 le matin, 17 c., 74 le soir, d'où une moyenne générale de 17. Mais cette tension artérielle est soumise, en dehors de tout état pathologique, à un certain nombre de facteurs physiologiques qui la font varier dans des limites assez considérables.

La pression artérielle augmente avec l'âge :

1° Chez des enfants (petits teigneux de Saint-Louis, — élèves de l'école d'Alembert, à Monterrain). Voici les moyennes obtenues par Potain :

De 5 à 7 ans.	8,6
— 8 à 12 ans.	9.4
— 13 à 17 ans.	13.7
— 18 à 20 ans.	15.1

2° Chez l'adulte, la moyenne des multiples mesures prises par Potain et par d'autres observateurs, est celle que nous avons donnée, oscillant autour de 17 centimètres.

3° Chez les vieillards, par suite de l'artériosclérose si fréquente chez eux, on trouve une forte tension (22 c.) chez les vieillards de Bicêtre, examinés par Potain.

Viennent ensuite des facteurs de moindre importance — pour le but que nous nous proposons et que nous ne ferons qu'énumérer :

La pesanteur et la dénivellation, entre l'artère, où l'on prend la tension, et le cœur (nous en avons parlé à propos de la technique).

La compression artérielle.

Les mouvements respiratoires.

La digestion, qui a une action fortement hypotensive.

Le mouvement et la fatigue.

La température ambiante.

Nous avons, dans nos mesures, cherché à éviter autant que possible toutes ces causes d'erreur en nous plaçant, comme nous l'avons dit, dans des conditions toujours identiques.

Signalons pour mémoire : les oscillations de Traube Hering et les variations dues à la pression atmosphérique ; nous reviendrons tout à l'heure sur cette dernière en comparant nos résultats à ceux de nos prédécesseurs, et, plus loin, dans notre dernier chapitre, à propos de l'action thérapeutique de l'altitude.

Disons, enfin, que dans toute mesure de la tension artérielle, il faut encore tenir compte de l'appareil qui, bien que du même modèle, peut subir des détériorations diverses pouvant fausser les résultats ; on devra le contrôler, de temps en temps, au manomètre à mercure ; il faudra, également, vérifier l'élasticité de l'ampoule et l'intégrité des sutures du caoutchouc.

L'opérateur, lui-même, est un facteur important d'exactitude par son doigté plus ou moins sensible, par son expérience plus ou moins grande, mais on évitera, sûrement, ces dernières causes d'erreur en prenant, comme terme de comparaison, des mesures de tension artérielle chez des individus normaux faites par le même observateur : c'est, d'ailleurs, ce que n'a pas manqué de faire M. le Docteur Jaquerod ; et, en effet, les tensions d'adultes normaux, mesurées par lui, en se plaçant dans les mêmes conditions que pour les mesures faites sur ses malades, sont un peu différentes de celles obtenues par Potain ; la moyenne oscille entre 18 et 19 avec un minimum de 16 (le Docteur Jaquerod lui-même) et un maximum de 25 (Obs. 35).

Ces différences, d'ailleurs légères, sont dues, dans le cas présent, non pas à une erreur de mesure (toutes les précautions précitées ayant été prises), mais bien à l'influence de l'altitude. « L'élévation augmente la pression, a dit Potain, l'abaissement la diminue; si aucune autre influence de variation n'intervient, le rapport entre les changements d'altitude et ceux de la pression artérielle sont remarquablement concordants. » Mais il ajoute : « L'hypertension, à l'altitude, n'est pas persistante, et s'efface plus ou moins rapidement selon les sujets »; « l'accoutumance, surtout chez les jeunes, la fait bientôt disparaître. »

Les chiffres du Docteur Jaquerod ne concordent donc pas exactement avec ceux du Docteur Potain. Il est vrai de dire que les différences observées et qui atteignent, en moyenne, 0 c., 5 à 1 centimètre sont bien inférieures à celles que l'on observe à la suite d'une ascension brusque, comme dans les expériences de Potain à la tour Eiffel ou au mont Revard (1,500 m.), où elles atteignirent des proportions bien plus considérables (2 c., 5 à 3 c., 5 dans cette dernière). Nous verrons que cette rechute de la tension après l'ascension est exceptionnelle chez nos tuberculeux.

CHAPITRE IV

La Tension artérielle dans la Tuberculose.

L'hypotension artérielle dans la tuberculose est aujourd'hui une chose admise par tous les cliniciens, depuis les travaux de Faisans, Potain, Regnault, Papillon, Reynaud (1), Durand-Viel (2), qui, tous, l'ont signalée ou étudiée.

« Dans la première période, dit Cazes (3), nous avons trouvé une moyenne de 15 centimètres ; elle est descendue à 14 centimètres à la deuxième période et a baissé proportionnellement avec la marche de la maladie. »

Marfan (4) « l'a trouvée aussi bien chez les tu-

(1) Faisans, Potain, Regnault, Papillon, Reynaud, *loco cit.*

(2) Durand-Viel. Thèse de Paris, 1903. Variations de la tension artérielle dans quelques maladies des enfants.

(3) Cazes. Thèse de Paris, 1889. Tension artérielle dans quelques états pathologiques.

(4) Marfan. Société de Biologie, 16 mai 1891. De l'abaissement de la tension artérielle chez les tuberculeux.

berculeux apyrétiques que chez les tuberculeux fébriles, chez ceux qui étaient traités et ceux qui n'avaient absorbé aucun médicament ».

Ledoux (1) conclut de même à l'hypotension.

Sequer (2) donne, comme tension moyenne de ses observations, 12 centimètres.

Seul, Grandin (3) est moins affirmatif et dit l'avoir trouvée « tantôt diminuée, tantôt augmentée, sans qu'il fût possible de saisir la raison de ces différences. »

M. Lenoir (4), dans ses cliniques, et MM. Teissier, de Paris (5) et Mariani (6), au dernier Congrès de la Tuberculose, sont encore venus confirmer la valeur de ce symptôme, sa fréquence et sa précocité.

Mais si tous les auteurs s'accordent généralement pour reconnaître la fréquence de l'hypotension dans la tuberculose, la cause de cette hypotension a été vivement discutée.

Nous laisserons de côté les cas où des lésions organiques du cœur ont été constatées cliniquement et à l'autopsie : péricardite, endocardite, etc...

« On peut supposer, dit Marfan, que les poisons tuberculeux ont une action dépressive sur la circulation, ou bien que l'abaissement de la tension

(1) Ledoux. Thèse de Lille. 1901. Le pouls dans la tuberculose.

(2) Sequer. Thèse de Paris, 1904. Le cœur des tuberculeux.

(3) Grandin. Thèse de Paris, 1899. Tuberculose et tachycardie.

(4) Lenoir. Clinique parue dans le Journal de Médecine Interne, 15 juillet 1905.

(5) Teissier. Congrès de la Tuberculose. Paris, 4 octobre 1905.

(6) Mariani. *Id., Ibid.*

est un des éléments qui constituent la prédisposition. »

Bouchard (1) démontre, en 1888, que « les cultures de bacilles de Koch contiennent un produit vaso-dilatateur » qui n'est autre que la tuberculine.

Arloing, Rodes et Courmont (2), au Congrès de la Tuberculose, en 1891, notèrent une chute de la tension artérielle consécutivement à une injection de tuberculine.

Puis, Charrin et Lenoir (3) démontrent que les extraits urinaires des phtisiques amenaient une vaso-dilatation intense après injection dans l'oreille du lapin.

Il existe, disent Saltet et Walsh (Lancet du 15 janvier et du 5 février 1898, entre autres substances nocives dans la tuberculose, une toxine ectasiante à un haut degré s'éliminant par la sueur et les urines.

Enfin, en 1898, Arloing et Guinaud (4) isolent quatre tuberculines : TA, TB, TC, TD, et montrent que la TA, surtout, et un peu la TD, produisent l'accélération du pouls avec vaso-dilatation. Ces recherches venaient confirmer la théorie de Papillon, qui attribuait l'hypotension à « une atonie du système circulatoire, partiellement due à la perturbation de la motricité des fibres musculaires lisses des artères et des capillaires ».

(1) Bouchard. Communication à l'Académie des Sciences, 4 juin 1888.

(2) Arloing, Rodes et Courmont. Congrès de la Tuberculose, 1891.

(3) Charrin et Lenoir. Société de Biologie, 22 juillet 1893.

(4) Arloing et Guinaud. Congrès de la Tuberculose, 1898.

En prenant la moyenne de toutes nos observations de tuberculeux, nous ne retrouvons plus cette chute de 3 ou 4 centimètres qu'obtinrent nos prédécesseurs; cette moyenne, en effet, se maintient élevée : 17 c., 27, quoique un peu inférieure (de 0 c.,5 à 1 c.) de celle des individus normaux, à l'altitude. Ce résultat, à première vue, peut paraître surprenant, car, dans nos sanatoria, les prétuberculeux et même les tuberculeux au premier degré sont, sinon rares, du moins la minorité, car malheureusement, soit que le malade n'ait prévu, avant d'être arrivé à une période assez avancée de sa maladie, la gravité de son état, soit qu'il n'ait pas voulu se soumettre plutôt à la rigueur apparente du règlement du sanatorium, soit enfin que l'on n'ait pas voulu lui révéler antérieurement la nature de sa maladie en le conduisant dans un établissement qu'il sait destiné à soigner les tuberculeux, la plupart arrive à l'altitude ayant déjà atteint la seconde période.

Mais il nous faut comparer aussi ces malades avec ceux de nos hôpitaux parisiens où Potain et ses élèves ont pris leurs mesures, et nous croyons pouvoir trouver, dans les différences de milieu social, de terrain, de traitement aussi, les raisons de cette tension qui paraît à première vue paradoxale.

Chez nos malades des hôpitaux, nous trouvons souvent réunies les causes les plus diverses de déchéance physique et morale : pauvres êtres condamnés par les inégalités sociales à une vie toujours besogneuse, à une alimentation précaire, malsaine et indigeste qui, jointe à d'autres intoxications comme l'alcool, rend si fréquentes chez eux les dyspepsies avec l'hypotension consécutive, suivant le mécanisme réflexe admis par Potain; placés dans de très mauvaises conditions hygiéniques d'habitation et obligés de travailler jusqu'au bout à des métiers généralement pénibles; usant ainsi dans le « struggle for life » le peu de forces qui leur reste. Joignons à cela souvent les misères morales de toutes causes, le souci du lendemain non seulement pour eux, mais aussi pour les leurs, et nous aurons le portrait à peu près exact du tuberculeux des hôpitaux de nos grandes villes.

Admis dans un service, leur situation ne s'améliore guère et on sait combien est souvent malheureusement illusoire, dans nos hôpitaux parisiens, l'action thérapeutique de ce que l'on peut faire d'aération, de repos et de suralimentation.

Au sanatorium, nous trouvons un genre de malades différents. De situation généralement aisée, ils ont moins de soucis moraux, et à part quelques neurasthéniques (qui ont d'ailleurs, ceux-là, une hypotension marquée, Obs. 25, 36, 105, 144, 162, 232, 241), tous ont confiance dans le succès final de leur cure et n'ont d'autres préoccupations que celle de leur santé. De plus, avant même d'entrer au sanatorium, ils ont pu suivre un traitement approprié et pratiquer presque immédiatement la cure classique, sans user dans le labeur journalier leur reste d'énergie. Ce sont des tuberculeux « qui se défendent », suivant la pittoresque expression de Poujade, par opposition aux précédents qui « cèdent ».

Le traitement au sanatorium contribue aussi pour beaucoup à maintenir la tension élevée par l'intermédiaire de l'altitude. Disons enfin que nos malades sont très fréquemment des arthritiques, et l'on sait la fréquence de l'hypertension chez ces derniers. Nos résultats sont d'ailleurs analogues à ceux obtenus récemment par M. P. Teissier, dans un ensemble de cas de ce genre.

Voici, en effet, ses moyennes :

Pression maxima.	18
— minima.	17
— moyenne.	17.35

Mais la grosse cause des tensions élevées de nos tuberculeux est surtout l'altitude. Nous étudierons son mode d'action à propos des indications thérapeutiques.

CHAPITRE V

Variations de l'Hypotension artérielle chez les tuberculeux.

L'hypotension, plus ou moins marquée, est donc la règle chez les tuberculeux; mais cette hypotension elle-même n'est pas constante chez le même individu, et varie selon de multiples circonstances.

I. — Variations selon la Période de la maladie.

Elle varie, d'abord, selon la phase plus ou moins avancée de la maladie, d'autant plus accentuée que les lésions pulmonaires sont plus profondes et la mort à plus bréve échéance; cela résulte des moyennes de Potain et aussi des nôtres.

1re Période 13,57
2e Période 12
3e Période 11,52
(Potain).

1re Période 18,55
2e Période 17,35
3e Période 14,45
(Jaquerod).

Nous voyons, qu'uniformément, la tension descend à mesure que la maladie évolue. Mais la rapidité de sa chute est proportionnelle au degré de résistance du sujet et variable aussi avec la forme clinique. Pour Regnault, ce serait dans les formes ulcéreuses que l'on rencontrerait les tensions les plus basses. En somme, cette tension est fonctionnelle de la plus ou moins rapide et profonde imprégnation de l'organisme par les toxines tuberculeuses, bien plus que fonctionnelle de l'étendue et de la gravité des lésions pulmonaires; certains tuberculeux, ayant des tensions inférieures à celles de phtisiques, arrivés à la période des cavernes, c'est affaire de résistance individuelle et de virulence bacillaire.

II. — Variations selon l'âge du sujet.

Nous avons vu qu'à l'état normal la pression artérielle augmente, peu à peu, avec l'âge : Regnault admet l'influence de l'âge chez les tuberculeux; nous ne sommes pas de son avis, et préférons nous ranger à celui de Potain, pour qui la « tuberculose égalise les tensions ». Voici, d'ailleurs, nos statistiques à l'appui :

	de 15 à 30 ans.	de 30 à 80 ans.
I.	— 13,80	13,30
II.	— 12,57	12,20
III.	— 11,75	11,90

(Potain).

	avant 20 ans.	de 20 à 30 ans.	au delà de 30 ans.
I.	— 17	17,82	18,88
II.	— 15,69	17,82	16,66
III.	— 13	15,19	13,62

(Jaquerod).

Cependant, nous ferons remarquer qu'à la première période, alors que l'intoxication bacillaire n'est pas encore trés accentuée, l'âge conserve, en partie, son influence hypotensive, et la moyenne que nous avons obtenue, pour les malades de plus de trente ans, est légèrement supérieure à celle des malades de vingt-cinq à trente ans; mais la différence tombe bientôt, et à ne s'en tenir qu'aux chiffres dont on sait, d'ailleurs, toute la relativité, il semblerait que, dans les périodes avancées, les vieillards auraient une hypotension plus marquée que les jeunes gens, hypotension tenant, sans doute, au peu de résistance de leur myocarde déjà sclérosé de vieille date sous de multiples influences.

III. — Variations selon les complications.

La pression artérielle des tuberculeux, déjà diminuée, subit, souvent, de brusques chutes dues à des affections intercurrentes.

Certaines poussées congestives aiguës, fébriles, en augmentant encore la gêne de la circulation pulmonaire, en favorisant, ou, pour quelques auteurs, en coïncidant avec l'irruption brusque dans le torrent circulatoire d'une décharge de toxines, amènent une hypotension, quelquefois très marquée (Voir les Obs. 22, 42, 150, 187, 224).

Les hémoptysies, qui sont souvent la conséquence de ces poussées congestives, sont, la plupart du temps, précédées ou accompagnées d'une chute de la tension. Ce n'est pas l'avis de M. le Docteur Barbary (1), de Nice, qui, dans sa communication au Congrès de la Tuberculose, soutint, au contraire, la thèse de la fréquence de l'hypertension dans les hémoptysies.

Nous lui opposerons seulement, en ce moment, les deux tableaux suivants ; dans l'un se trouvent réunis quelques cas, pris au hasard, parmi les observations du Docteur Jaquerod, chez lesquels la tension est relativement élevée sans hémoptysie. Le second tableau contient les divers cas d'hémoptysies rencontrés dans ces mêmes observations.

(1) Docteur Barbary, de Nice. Congrès de la Tuberculose, 1905. L'hypertension commune cause la plus fréquente des hémoptysies.

NUMÉRO DE L'OBSERVATION	AGE	TENSION ARTÉRIELLE		POULS		PÉRIODE	PARTICULARITÉS
		Arrivée	Départ	Arrivée	Départ		
1	24	16-22	25	90-80	88	II	Sort amélioré.
37	24	23	20	80	90	II	
60	30	21	25	100	90	II	Guéri.
64	20	20	21	110		II	Bon cas.
73	29	22	22	90	72	II	
95	23	25	22	80	95	II	Amélioré.
109	20	20	21	130	107	II	Bon cas.
143	26	20	21	108		II	Bon cas.
163	20	20	21	70		I	Guéri.
181	25	21-22	20	120	84	II	Guéri.
197	21	20	25	100	100	II	Guéri.
220	19	21-22	20	120	84	II	Guéri.

NUMÉRO	AGE	TENSION ARTÉRIELLE		POULS		PÉRIODE	PARTICULARITÉS
		Arrivée	Départ	Arrivée	Départ		
3	25	15.5		115		II	
6	23	15	15	140	108	II	
40	24	11	15	120	120	II	Hémoptysies au début, très amélioré au départ.
46	22	12 (h.)	17	120	100	I	Hémoptysies au début, très amélioré au départ.
51	35	14	17.5	112	90	II	Hémoptysies au début.
53	21	18-15	15-12	120	120	II	Fébrile. Hémopt. fin. en plaine.
78	21	16	15	120	140	II	
89	23	20	18	140	125	II	Fièvre lente aggravat. Pas d'hém. à l'altitude, en plaine TA tombe à 15 et on a des hémoptysies.
104	30	12	13	105	104	II	
141	17	12		100		II	
149	42	16		96		II	
168	24	9.5	14.5	120	108	III	Hémoptysies au début. Amélioré au dép.
171	21	13		170		II	
172	23	16.5		70		I	Début par hémoptysies. Guéri.
208	17	14.5		120	110	II	Fébrile.
216	35	21.5	17	120	130	II	Aggravé. Hémoptysies en plaine après le départ de Leysin avec TA < 15-16.
228	25	12	10.5	90		II	Aggravé. Hémopt. mortelles.
230	19	19.5		80		II	Hémoptysies en plaine avant le séjour à Leysin. Très amélioré.

La moyenne de ces 18 cas nous donne : T. A. = 14 c., 73. Or, nos mesures ont été prises tantôt avant, souvent au moment, rarement après l'hémoptysie ; on pourrait, à première vue, attribuer à cette dernière la chute de la tension. Mais Potain fait remarquer « qu'une saignée de 500 grammes n'apporte aucune modification à la pression artérielle pendant tout le temps que le sang s'écoule, ni immédiatement après », mais seulement au bout de trois ou quatre jours. Les physiologistes nous apprennent, d'ailleurs, que pour abaisser sensiblement le chiffre de la pression chez un animal, il lui faut lui faire perdre environ un cinquième de la masse de son sang, c'est-à-dire, pour un homme de 66 kilos, près d'un litre de sang. Nous reviendrons, d'ailleurs, sur cette question des rapports de l'hémoptysie avec la tension, à propos des indications de la cure d'altitude.

Toutes les lésions cardiaques, myocardites, péricardites, endocardites, où les lésions du pneumogastrique, venant compliquer la tuberculose pulmonaire, augmentent encore l'hypotension dite essentielle et due à l'action directe des toxines. Nous ne nous y arrêterons pas, les ayant laissées de côté en délimitant notre sujet.

On sait, d'autre part, surtout depuis Potain, l'action fortement hypotensive des troubles dyspeptiques, si fréquents au cours de la tuberculose, agissant par action réflexe sur le cœur droit par l'intermédiaire du système vaso-moteur pulmonaire. Ces dyspepsies relèvent elles-mêmes de causes multiples, de l'intoxication générale, de la suralimentation mal réglée ou encore du traitement médicamenteux.

Mais si la plupart des médicaments utilisés pour la cure de la tuberculose agissent sur la tension, surtout par l'intolérance gastrique qu'ils provoquent souvent, il en est qui agissent directement sur l'ensemble du système circulatoire ou sur une de ses parties : l'opium et la morphine, en particulier, abaissent constamment la tension artérielle en déterminant, d'après Claude-Bernard, la dilatation des petits vaisseaux. C'est ce qui résulte également des recherches de Gubler, de Picard (de Lyon) et de Huchard (1), et de celles, plus récentes, de Lauzeral (2).

(1) Huchard. Société médicale des Hôpitaux, 1870. — Voir aussi, dans le Dictionnaire encyclopédique des sciences médicales, les tracés sphygmographiques de Bordier.

(2) Lauzeral. Thèse de Paris, 1893. Médicaments agissant sur la tension artérielle.

———

CHAPITRE VI

Tuberculose avec hypertension.

Si nous croyons les statistiques de nos prédécesseurs, les tuberculoses à hypertension sont relativement exceptionnelles, et on ne les trouverait que dans une proportion très réduite par opposition à celles où l'on note de l'hypotension. Cependant, nous voyons que nos moyennes nous donnent une tension presque normale, et que, parmi les deux cent cinquante cas observés, nous en relevons plus d'un tiers où la tension artérielle fut supérieure à celles d'adultes bien portants placés dans les mêmes conditions.

Cette hypertension peut être due à des causes très diverses, et nous diviserons l'étude de ces causes en deux parties.

I. — Cas de Tuberculose à hypertension par complications.

Ce sont presque les seuls admis par les classiques : « La pression basse est un fait si constant chez les tuberculeux, dit Potain, que cette maladie étant d'ailleurs constatée par ses signes habituels, si l'on rencontre une pression dépassant celle qui existe ordinairement, il faut présumer quelque complication, notamment du côté du rein, ou quelque inflammation intercurrente. »

Certaines affections fébriles, en effet, peuvent élever la tension artérielle, que ce soient des poussées congestives (qui agissent souvent aussi en sens contraire, nous l'avons vu), ou des affections intercurrentes (pleurésie).

De même, la « tuberculisation aiguë granuleuse » dans quelques cas (Potain).

De même encore, les néphrites déjà citées, dont le rôle a été confirmé par les recherches de Papillon, que ces néphrites soient antérieures à la tuberculose ou qu'elles lui soient secondaires. (Néphrites des tuberculeux, étudiées par M. Plicque, dans la « Revue de Médecine », 1897, puis par M. Teissier.)

Nous avons pris à part les cas où le Docteur Jaquerod nota la présence d'albumine.

NUMÉRO	AGE	TENSION ARTÉRIELLE		POULS		PÉRIODE	PARTICULARITÉS
		Arrivée	Départ	Arrivée	Départ		
10	28	15		120	130	III	Albumine. Mauvais cas. Tub. généralisée.
99	30	20	17	120	115	II	— à l'arrivée.
145	21	19,5		90		II	— Mauvais cas.
205	33	16	17	120	80	III	— — Fièvre.

Tous ces cas appartiennent à la IIe et à la IIIe période, et on voit que, conformément aux idées classiques, la tension, trop faible pour être celle que l'on trouve habituellement dans les néphrites, est plus élevée que les moyennes observées chez les autres malades à la IIe ou à la IIIe période de leur tuberculose.

Il en est de même chez l'enfant. Nous n'en avons pas de cas dans nos observations; mais nous croyons bien faire en citant le résumé des trois observations parues dans la thèse documentée de M. Durand-Viel (1).

OBSERVATION I

R. E..., garçon, onze ans.— Entré salle Blache, le 1er mai, avec néphrite subaiguë. Desquammation de scarlatine :

3 mai, T. A., 16	7 mai, T. A., 15,5
5 — — 15	8 — — 16
6 — — 15,5	9 — — 15,5

Moyenne, 15,5. Donc, 2 c.,5 de plus que la normale.

OBSERVATION II (Dr Nobecourt).

C..., garçon, dix ans. — Néphrite ancienne, d'origine inconnue, en poussée aiguë. — Alb. : 10 gr. par litre. — Urine : 950. — T. A., 13,5. — Quelques jours après, albumine diminue. — T. A., 10.

3 mai, pas d'alb. — T. A., 8
6 — — — 6. Normale : 10-12.

(1) Durand-Viel. Thèse de Paris, 1903. Variations de la tension artérielle dans quelques maladies chez les enfants.

OBSERVATION III

Six ans et demi. — Néphrite d'origine inconnue.

20 février, T. A.,	12,5	5 mars,	T. A.,	8,5
3 mars, —	10	13 —	—	11,5

Normale : 10.

La glycosurie, elle aussi, est un facteur d'hypertension, qu'elle soit secondaire à la tuberculose ou que la tuberculose elle-même se soit greffée, comme cela se voit souvent, sur un diabète en évolution depuis un temps plus ou moins long.

II. — Cas de Tuberculose à hypertension sans complications.

C'est le fait de beaucoup de nos malades à la Ire période, d'un certain nombre à la IIe et de quelques-uns à la IIIe.

Nous avons dit, plus haut, en expliquant les différences considérables qui existent entre nos résultats et ceux de nos prédécesseurs, les causes de la fréquence de l'hypertension au sanatorium. Nos tuberculeux sont des tuberculeux qui résistent, et qui résistent parce qu'ils sont placés dans de meilleures conditions de défense, parce que leur terrain, très souvent arthritique, est peu favorable à l'évolution du bacille de Koch. « Les échanges minéraux, qui sont si différents chez l'arthritique et chez le prédisposé à la tuberculose, et encore la tension artérielle qui offre de si remarquables différences dans ces deux états morbides », ont été mis en lumière, dernièrement, par MM. Robin et Binet (1), reprenant, avec des théories plus modernes et appuyées sur des méthodes cliniques toutes récentes, les idées des anciens auteurs sur l'antagonisme de ces deux diathèses.

La thèse de M. le Docteur Poujade (2) apporte un nouvel appoint à notre manière de voir.

L'hypertension artérielle, sans complications, est fonction de la résistance à l'intoxication bacillaire.

Potain, d'ailleurs, à ce point de vue, est de notre avis; « quand, chez un sujet ayant présenté des signes de tuberculose et chez lequel on constate une induration du sommet, on trouve, cependant, une pression normale sans aucune des circonstances qui la peuvent accidentellement relever, il y a lieu de penser que le processus tuberculeux a cessé d'être actif. »

« L'hypotension, sans complications, dit Lenoir (3), dans une clinique récente, est signe qu'il y a tendance à faire de la sclérose ou de l'emphysème ; il s'agit, probablement, d'un arthritique qui jugule sa tuberculose. »

On n'a qu'à se reporter à notre tableau que,

(1) Robin et Binet. Les échanges respiratoires dans les états antagonistes de la tuberculose (Archives générales de médecine, 1904).

(2) Poujade. Thèse de Paris, 1905. Valeur pronostique de l'hémoptysie à la première période chez les tuberculeux.

(3) Lenoir. Clinique parue dans le « Journal de médecine interne », 15 juillet 1905.

conformément à l'opinion émise par les auteurs précédés, les sujets à tension élevée ou normale, à condition que la hauteur de cette tension se maintienne ou s'élève, sont presque tous sortis très améliorés, un certain nombre guéris.

CHAPITRE VII

Rapports entre la Tension artérielle et la fréquence du pouls.

Les causes qui agissent sur le système vasculaire périphérique, soit directement par action sur les fibres musculaires, soit indirectement par action sur leurs nerfs, en particulier sur le sympathique, et que nous admettons, avec l'opinion générale, être les toxines diverses sécrétées par le bacille de Koch, agissent également sur le myocarde pour accélérer ou ralentir ses contractions. En considérant ainsi, dans son ensemble, l'action de la tuberculose sur le système cardio-vasculaire, on peut se demander quelles modifications subissent les autres facteurs du syndrome clinique décrit par Huchard sous le nom de syndrome d'hypotension, et, en particulier, le pouls, par rapport aux variations de la tension artérielle.

La tachycardie est la règle dans la tuberculose. Il est inutile d'insister, la chose étant aujourd'hui classique, surtout depuis les recherches de Faisans (1), qui l'admet, au début, dans la proportion de 75 à 80 p. 100. On a successivement invoqué, pour cause de cette tachycardie comme pour l'hypotension artérielle : « Les Lésions cardiaques », Portal, Hérard et Cornil (1866); « La Névrite du Pneumogastrique », Jouanneau, thèse de Paris (1890) ; « L'Excitation réflexe du Pneumogastrique par des troubles dyspeptiques », Barié; Revue de Clinique et de Thérapeutique (1894) ; « La Compression de ce nerf par adénopathie trachéo-bronchique », Guéneau de Mussy, Jouanneau (thèse précitée), Potain, Bezançon ; « La Compression des voies aériennes », Marfan ; « La Cachexie », Klipfel. Cette dernière théorie se rapproche des modernes admettant l'action directe des toxines sur le cœur ou sur les nerfs.

Quoi qu'il en soit de la cause, la fréquence de la tachycardie est admise par tous ; signalons seulement les thèses récentes où on a spécialement étudié sa valeur symptomatique et ses variations : celle de Wateau, de Platey et de Ledoux, et, enfin, l'article de Breton dans le « Journal des Praticiens », 1899.

Les rapports que présentent entre elles la ta-

(1) Faisans. Au sujet de la tachycardie dans la tuberculose. (Semaine médicale, 13 juillet 1898.)

chycardie et l'hypotension sont encore, à l'heure actuelle, vivement discutés. Si nous en croyons les physiologistes, « toutes choses égales, d'ailleurs, quand il n'y a aucune cause directe de bradycardie ou de tachycardie, si la tension artérielle diminue, les battements du cœur deviennent plus fréquents et *vice versa* » (Marey). Pour Potain, au contraire, « la fréquence du pouls n'est, dans aucun rapport, nécessaire avec la tension artérielle ». « Si chez beaucoup de malades les modifications pathologiques de la tension artérielle et la fréquence du pouls sont rationnellement liées l'une à l'autre suivant les lois de la physiologie, dit Prasset dans la « Semaine médicale », chez un certain nombre de sujets cette correspondance rationnelle des deux éléments n'existe plus ; la fréquence du pouls est paradoxale par rapport à la tension. »

C'est ce qui semble également se déduire de nos observations. Dans la plupart des cas non compliqués, la tension suit une marche inverse de celle de la fréquence du pouls : hypotension et tachycardie ; hypertension et bradycardie. Cependant, nous trouvons souvent des tensions élevées : 20, 21, 24 centimètres coïncidant avec 120, 100 pulsations (Obs. 15, 17, 84) et d'autres, au contraire, où, avec des tensions de 13 c., 5, 8 centimètres, 14 centimètres, 11 centimètres, nous avons des pouls à : 85, 100, 80, 75 (Obs. 18, 43, 121, 184) sans qu'il ait été possible, par l'examen le plus minutieux, de déterminer la cause de ces irrégularités.

Nous ne pouvons donc, à ce point de vue, tirer une conclusion quelconque de l'examen de nos malades, sinon reconnaître, nous aussi, la non concordance assez fréquente entre la rapidité du pouls et la tension artérielle.

CHAPITRE VIII

Valeur clinique de la notion de la Tension artérielle chez les tuberculeux.

La mesure de la tension artérielle, fréquente, répétée, n'a pas seulement un intérêt purement scientifique et théorique; elle a aussi un intérêt pratique considérable, tant au point de vue diagnostique que pronostique.

I. — Au point de vue du Diagnostic.

L'hypotension a une haute valeur au début de la tuberculose : « Tout sujet d'âge moyen, chez lequel, sans maladie aiguë ni raison apparente de cachexie ou d'épuisement nerveux, la tension de la radiale est inférieure à 14 centimètres, doit être considéré comme suspect de tuberculose. »

Telle est la loi établie par Potain, qui résume en elle les résultats de ses multiples travaux sur la question.

De même, M. G. Reynaud dit avoir eu l'occasion de noter plusieurs fois une hypotension marquée, en même temps qu'une tachycardie permanente chez des malades entrés à l'hôpital avec des symptômes d'anémie, sans qu'on puisse trouver l'explication de ces phénomènes, ni dans l'auscultation des poumons, ni dans l'expectoration, presque nulle et exempte de bacilles. Bientôt, les signes physiques apparurent et démontrèrent nettement l'existence d'une tuberculose chez les sujets observés.

Le Docteur Papillon signale même des cas où sur des malades entrés à l'hôpital pour des causes diverses, on put faire le diagnostic de la tuberculose quelques semaines, quelques mois, deux ans même (Obs. VI de sa thèse, P... Augusta) avant l'apparition des premiers symptômes fonctionnels et stéthoscopiques. Regnault admet également sa valeur diagnostique, de même Sequer; au dernier Congrès, MM. Teissier et Mariani la signalent parmi les petits signes du début.

Dans nos observations, nous ne trouvons guère que quelques cas de tuberculose au début, ou de prétuberculose, où la notion de l'hypotension ait pu être utile au diagnostic ; cela se comprend facilement, la plupart de nos malades arrivant avec des lésions nettes de leurs sommets.

NUMÉRO	AGE	TENSION ARTÉRIELLE	POULS
69	20	20	80
79	22	18	80
144	34	13	90
157	33	17	75
240	27	23	100

Nous voyons cependant que si dans un cas nous trouvons une hypotension marquée (13 c.), dans les autres, la tension reste élevée, très élevée même quelquefois (20-23 c.).

Il ne faut donc pas exagérer la valeur diagnostique de l'hypotension ; c'est un bon signe quand on le trouve ; il n'a que le malheur de ne pas toujours avoir la constance que l'on a bien voulu lui prêter.

Dans le cours même d'une tuberculose avérée, la notion de la tension artérielle nous permet, par des variations plus ou moins brusques, de reconnaître la possibilité de certaines complications.

Si on voit survenir une hypotension soudaine, notre attention doit être attirée du côté du cœur ; elle est le plus souvent, quand elle apparaît sans causes immédiatement appréciables, comme une poussée congestive, ou une affection fébrile, symptomatique d'une myocardite ou d'une névrite du pneumogastrique.

Si, au contraire, chez un tuberculeux avancé, dont la tension devrait être considérablement diminuée par suite de l'allure rapide de l'intoxication et de l'évolution des lésions, du mauvais état général, on trouve une tension normale ou même augmentée, il y a tout lieu de soupçonner une néphrite. — M. Papillon signale la valeur de cette tension presque normale, comme moyen de diagnostic dans les cas de chlorobrightisme avec tuberculose au début (Observation VII de la thèse, Paris, 1897).

II. — **Valeur au point de vue du Pronostic.**

D'après l'étude que nous avons faite des variations de la tension artérielle au cours de la tuberculose et de leurs causes, il nous semble que le clinicien peut se servir des renseignements fournis par la sphygmomanométrie pour porter un pronostic plus ou moins grave sur la destinée du sujet. La tension, sans doute, ne sera que l'un des facteurs de ce pronostic, mais un facteur qui a cependant son importance, nous l'avons vu : elle traduit, en effet, l'état du système vasculaire tout entier et donne, en quelque sorte, le degré de résistance du sujet à l'intoxication.

L'hypotension est toujours d'un mauvais pronostic, mais ici, il faut encore s'entendre ; on ne pourra pas conclure de la connaissance d'une seule tension à une évolution plus ou moins rapide des lésions. Ainsi, tels de nos malades, arrivés avec des pressions très basses et chez lesquels on eût été, semble-t-il, autorisé à croire que la tuberculose allait marcher à pas de géant, se sont bien améliorés par la suite et ont vu leur tension remonter.

L'hypotension n'est donc d'un mauvais augure que par sa permanence ou sa tendance à s'accroître. Elle est d'autant plus grave, — toujours sous la condition énoncée ci-dessus : qu'elle est plus précoce, — c'est que le malade est un terrain sans résistance, ou que l'intoxication est profonde et rapide, ou que son cœur est atteint organiquement ou fonctionnellement d'une façon sérieuse, et aussi qu'elle est plus accentuée; toutes choses égales, d'ailleurs, c'est-à-dire que dans les tuberculoses du deuxième degré, par exemple, une tension de 14 centimètres vaut moins qu'une de 19 centimètres, mais il peut arriver qu'un malade du deuxième degré ait une tension plus forte qu'un malade du premier, et cela ne veut pas dire que le tuberculeux au deuxième degré est dans un meilleur état que le premier. La tension, nous l'avons dit plus haut, n'est qu'un facteur dans l'appréciation du pronostic et de la gravité des cas, mais n'enlève pas l'importance de tous les autres facteurs (étendue des lésions, formes cliniques, degré, état général, complications extra-pulmonaires, etc.).

L'hypotension ou la tension normale nous permettent, généralement, de prévoir une évolution vers l'amélioration ou la guérison, à moins que nous n'ayons affaire à des cas compliqués de néphrite.

Les tuberculeux que l'on voit vivre longtemps avec leur affection sont ceux chez lesquels on constate l'intégrité de volume du cœur ou son hypertrophie, en même temps qu'une tendance au relèvement de la pression artérielle. On peut dire que les tuberculeux qui guérissent sont ceux chez lesquels, le plus habituellement, la tension se relève (Regnault).

C'est aussi l'avis de Lenoir, de Teissier... et c'était, nous l'avons vu, celui de Potain.

L'élévation de la tension artérielle, d'une manière progressive, devient ainsi un élément de pronostic très favorable; c'est aussi ce que nos observations mettent en relief d'une façon très nette. On y peut voir que, pour tous les malades partis guéris ou améliorés, la tension s'est élevée parallèlement à l'amélioration générale.

CHAPITRE IX

Indications thérapeutiques fournies par l'étude de la Tension artérielle dans le traitement de la tuberculose pulmonaire.

Précieux moyen de diagnostic et de pronostic au cours de la tuberculose, la notion de la tension artérielle peut aussi, par la connaissance que nous possédons de ses variations, nous fournir quelques indications de traitement et devenir en quelque sorte la pierre de touche de l'efficacité de nos agents thérapeutiques.

Mais, tout d'abord, cette hypotension si fréquente est-elle une bonne chose au point de vue de la curabilité des lésions pulmonaires? Certainement non; tout ce que nous avons dit le démontre suffisamment. Desservis par un système d'irrigation et de nutrition atone, où un sang chargé de produits toxiques, pauvre en oxygène, ne circule que péniblement et sous une pression très réduite, débarrassés ensuite péniblement des déchets variés qui résultent des combustions intra-cellulaires normales et anormales, tous les organes se ressentent peu ou prou de l'hypotension. Le foie perd de sa vitalité et de sa résistance au moment où lui arrive une surcharge toxique, amenée par la suralimentation et les troubles dyspeptiques qui s'établissent : il s'engraisse et dégénère. Le rein ne sécrète plus et l'organisme garde pour lui une bonne part des poisons qu'il avait tout intérêt à éliminer; le système nerveux mal nourri ne soutient plus le *consensus unus* de tout l'être, qui, mal irrigué, mal innervé, succombe rapidement à toutes ces causes de déchéance; mais si, en elle-même, l'hypotension est une mauvaise chose, elle l'est surtout en temps que symptomatique du peu de résistance de l'organisme à l'infection, et nous tournons ici, comme pour les maladies du cœur, dans un cercle vicieux : atteint primitivement par une intoxication qui retentit sur tous les tissus, le système cardio-vasculaire lèse à son tour ses voisins; il s'établit ainsi un véritable « échange de mauvais procédés » entre les divers appareils : l'hypotension amène une hypotension plus forte, et le tout aboutit à la cachexie rapide et à la mort.

Par conséquent, toute élévation compensatrice de la pression sera la bienvenue, non pas tant pour elle-même, bien qu'avec elle la nutrition devienne plus active, que parce qu'elle est la résultante, le signe en quelque sorte du réveil de l'énergie vitale engourdie momentanément par l'intoxication.

Nous devons donc nous efforcer de relever la tension artérielle ; mais, de même que nous avons distingué tout à l'heure les inconvénients de l'hypotension en deux classes, nous pouvons admettre deux séries de moyens de relever cette tension ; on peut ne voir en son abaissement que le symptôme du peu de résistance du sujet ou de la virulence de l'infection ; les sérums antituberculeux, ayant fait faillite depuis Koch jusqu'à Marmorek et celui du Professeur von Berhing, ne nous apparaissant encore que sous une forme mystique et future, tous nos efforts doivent tendre vers l'augmentation de la résistance du sujet : c'est là le traitement actuel de la tuberculose, et l'examen de la tension artérielle servira à apprécier la valeur des différents moyens employés vers ce but, moyens qui se résument, en quelque sorte, dans la grande triade thérapeutique de la tuberculose : air, lumière, alimentation.

Mais il est indiqué aussi de lutter contre l'hypotension en elle-même, à cause des multiples inconvénients que nous lui avons reconnus plus haut ; ce sera là encore une façon d'aider à la lutte antitoxique en régularisant la nutrition générale. Les agents thérapeutiques ne nous manquent pas, d'ailleurs, qui nous permettent d'arriver à ce résultat : la plupart des toniques cardiaques et vasculaires sont hypertenseurs, à doses modérées. Parcourons-en rapidement la liste.

La *Digitale* à dose thérapeutique élève la tension artérielle. « Elle peut être indiquée, à un moment donné, dans la phtisie pour relever la circulation languissante, tonifier le cœur et éliminer les poisons de l'organisme par diurése. Toutefois, le myocarde peut être altéré dans ces circonstances : la digitale produirait alors des effets désastreux (1). »

Marfan (2) l'a essayée et a vu qu'elle relevait la tension chez les tuberculeux soumis à ses expériences.

Mais elle est souvent contre-indiquée :

1° Lorsque les voies digestives ne sont pas en état de la tolérer sans qu'on risque de voir survenir des nausées, des vomissements et de la diarrhée (Potain).

2° Dans les troubles fonctionnels cardiaques d'origine intestinale (Huchard).

Le *Strophantus* a une action plus tardive que la Digitale (Popper) et son action sur les petits vaisseaux est infiniment moindre (Fraser) ; il a, de plus, une action irritante sur le rein. Il en est de même de la Strophantine.

La *Caféine* augmente la tension généralement quand elle est usitée à doses modérées. Marfan l'a cependant utilisée sans succès chez ses tuberculeux.

La Borde n'a trouvé aucune modification de la tension par l'emploi de la *Spartéine* dans ses ex-

(1) MANQUAT. Traité élémentaire de Thérapeutique. chez Baillière et fils. Paris.

(2) MARFAN. *Loco citato.*

périences sur le chien ; en tout cas, son action est encore incertaine.

Le *Convallaria maïalis*, l'*Adonis vernalis* peuvent également être utilisés.

Tous les médicaments que nous venons de passer en revue portent surtout leur action sur le cœur, soit par action directe sur le myocarde, soit par l'intermédiaire du système nerveux : les suivants sont surtout des modificateurs vasculaires.

L'*Ergot de seigle* et ses dérivés agissent surtout sur les petits vaisseaux, dont ils diminuent fortement le calibre ; ils élèvent ainsi consécutivement la tension artérielle (E. Labbée, Gubler).

Bénard admet, tout d'abord, « une diminution de tension dans le système à sang rouge, une augmentation dans le système à sang noir », puis il agit sur les artérioles du système aortique et « un certain équilibre s'établit dans le sens d'une légère augmentation générale ».

Mais il a ses inconvénients : « A dose thérapeutique, il produit souvent un état nauséeux, des éructations, parfois des vomissements et, souvent, une constipation opiniâtre. »

La *Strychnine* est un puissant hypertenseur qui peut aller jusqu'à doubler la pression artérielle normale (Richter, S. Mayer, Vulpian) ; elle agit surtout comme vaso-constricteur ; chez l'homme, son action tonique du cœur et de la circulation, vivement discutée par Vulpian, est aujourd'hui admise.

L'*Adrénaline* provoque une élévation rapide, mais fugace.

Parmi tous ces agents médicamenteux, il en est plusieurs dont l'action hypertensive est contestée, d'autres qui ont des contre-indications dans la tuberculose. Il nous semble que ce serait faire œuvre de mauvaise thérapeutique que de vouloir, de propos déterminé, se servir de l'un d'eux pour relever la tension artérielle chez tous les tuberculeux à hypotension, et qu'il est préférable de réserver leur emploi aux seuls cas où cette hypotension, très marquée, paraît sous la dépendance d'une lésion du myocarde ou d'un trouble de l'innervation cardiaque. La Digitale est encore le meilleur remède que nous possédions pour lutter, dans ces cas, contre l'asthénie cardio-vasculaire.

C'est qu'en effet, outre les inconvénients inhérents à leur action élective et spéciale, tous ces médicaments n'ont qu'une action temporaire, et leur emploi ne peut être maintenu pendant tout le temps que dure la cure d'une tuberculose sans que leur usage prolongé n'entraîne soit de l'accoutumance, soit des menaces d'intoxication, soit, enfin, ce qui est presque aussi grave, une dyspepsie rebelle qui entraverait la suralimentation. Il est vrai que nous avons la voie d'absorption sous-cutanée dont on doit se servir le plus possible chez tout tuberculeux.

Nous avons encore d'autres moyens de relever la tension : par exemple, en augmentant la masse du sang. Les injections de sérum artificiel à doses assez considérables : elles ont de gros inconvénients et peu d'avantages ; certes, elles relèvent momentanément la tension, mais d'une façon très transitoire, et l'on sait, par ailleurs, le « coup de fouet » qu'elles peuvent donner à la tuberculose en favorisant les congestions pulmonaires (Hutinel). C'est, d'ailleurs, ce qui permet de les utiliser quelquefois au début, comme moyen de diagnostic.

On peut employer divers procédés d'excitation périphérique qui provoque la contraction des artérioles par voie réflexe : la révulsion sous ses différentes formes, le massage, l'hydrothérapie, mais ce sont là des moyens bien secondaires et bien inconstants.

Il nous reste, maintenant, à étudier, plus en détail, l'*action hypertensive de l'altitude* qui présente sur les moyens thérapeutiques indiqués ci-dessus de multiples avantages, qui agit d'une façon plus efficace, plus constante, sans danger d'intoxication, et dont les contre-indications sont plus restreintes.

Nous n'avons pas la prétention de faire, ici, le panégyrique du traitement de la tuberculose par l'altitude ; la chose n'est pas fort neuve, en effet, car voici ce que disait, quelque mille ans avant notre ère, l'Hippocrate indien Suçruta (1) :

« Que le malade atteint par la consomption aille habiter des régions très élevées. *Ægrotus, tabe vexatus eximias regiones colat* (traduction latine du sanscrit de l'Ayurveda de Suçruta,

(1) In thèse de Miqueu-Rey (Paris, 1905). La phtisie pulmonaire dans l'Inde ancienne.

par le Docteur François Hessler (IV, 41). » Nous insisterons seulement sur son rôle hypertenseur, son mode d'action, ses indications et ses contre-indications.

Disons, tout d'abord, que nous avons, dans cette dernière partie de notre thèse, fait de larges emprunts à l'article de M. le Docteur Jaquerod, dans la « Gazette des Eaux », et que nous nous sommes inspiré de l'exposé de ses idées qu'il nous fit de vive voix pendant les courtes journées que nous avons passées avec lui au Chamossaire.

Nous avons vu que le séjour à la montagne amène chez les tuberculeux, comme chez l'homme normal, une élévation de la pression; reste à expliquer ce phénomène.

Pour ce, nous admettrons les théories de Potain.

« Elle résulte des modifications qui se produisent dans les échanges respiratoires et dans la circulation pulmonaire, suivant la densité du milieu atmosphérique. A l'altitude, l'acide carbonique de l'air est à un degré de tension moindre que dans la plaine, la diffusion de l'acide carbonique du sang devient plus facile et son élimination plus complète; de là proviendrait cette sensation de respiration plus aisée que l'on éprouve dans les climats élevés et que l'on traduit généralement par cette expression : l'air est plus léger. La descente de l'altitude dans la plaine provoque le phénomène inverse : l'acide carbonique s'accumule dans le sang et provoque cette sensation d'étouffement modéré qui fait dire que l'air est plus lourd et qui n'est qu'un léger degré d'asphyxie. Or, Brown-Sequart a démontré expérimentalement que l'acide carbonique provoque la contraction des petits vaisseaux du poumon (1). » Par conséquent, « plus le sang se débarrasse complètement dans le poumon de son acide carbonique, moins les capillaires s'y contractent; plus ils laissent libre passage au sang, plus librement celui-ci afflue aux cavités gauches et plus la pression s'élève dans le système aortique; inversement, l'acide carbonique retenu, retardant le cours du sang, abaisse d'autant la pression dans les artères (2) ».

On voit de suite quelles sont les conséquences heureuses de ce rétablissement de l'équilibre circulatoire sur les systèmes cardio-vasculaire et respiratoire d'abord, puis sur tout l'organisme. Avec la suractivité des échanges dans le poumon, la nutrition générale se coordonne et le sujet se place en meilleure position pour la lutte antitoxique.

Nous avons fait remarquer que l'un des grands inconvénients des médicaments hypertenseurs est la fugacité de leur action. Sur l'homme normal, nous l'avons vu, l'augmentation de pression produite par l'altitude est très passagère, mais il n'en est plus de même chez nos tuberculeux; chez eux, elle persiste ou tend à s'accroître, sauf quelques exceptions que nous verrons tout à l'heure. Ce phénomène est dû à diverses causes :

Chez les uns, qui avaient en plaine une hypo-

(1) JAQUEROD. *Loc. cit.*
(2) POTAIN. *Loc. cit.*

tension très nette, nous assistons simplement au rétablissement de la tension normale, et cette tension persiste parce qu'elle est normale.

Chez les autres, qui non seulement atteignent la moyenne ordinaire, mais la dépassent, nous sommes en présence d'un phénomène d'adaptation spéciale de l'organisme au milieu ambiant, adaptation qui ne s'obtient que par un effort plus considérable du myocarde, d'une part, et qui reste permanente à cause de la permanence des lésions et, par suite, de la continuité obligée de l'effort réactionnel de l'organisme.

Outre l'action favorable de l'altitude sur les échanges respiratoires et la nutrition générale, nous devons encore signaler son *influence décongestionnante* sur le poumon ; cette influence se déduit naturellement de ce que nous avons dit sur le mode d'action de l'altitude, mais elle n'est pas admise par tous ; au contraire, il est classique d'interdire le séjour à la montagne, comme le séjour de la mer (J. Simon, Houzel, Legrand, Lagrange), aux tuberculeux à éréthisme vasculaire et enclins aux congestions pulmonaires. Contrairement à cette opinion, « la Clinique nous fournit un certain nombre de faits qui démontrent à l'évidence cette action décongestionnante du climat d'altitude sur le poumon. Tous les médecins pratiquant à l'altitude ont remarqué avec quelle rapidité les phénomènes congestifs qui accompagnent généralement les lésions pulmonaires disparaissent à l'arrivée à la montagne ». La descente dans la plaine produit le phénomène inverse, ainsi que l'a souvent observé le Docteur Carrard (de Montreux), bien placé pour faire ces observations : « Souvent, un malade quitte une station d'altitude avec un certificat de guérison dont l'exactitude ne peut être mise en doute, constatant une respiration à peu près normale et l'absence absolue de bruit dans le foyer de l'ancienne lésion. A l'arrivée dans la plaine, on constate une respiration franchement rude et des râles crépitants alvéolaires, ou même quelques râles humides très nets. » Ces phénomènes, produits par un afflux de sang plus considérable dans le foyer de l'ancienne lésion, sont passagers et disparaissent en huit ou dix jours.

La disparition des foyers de congestion péri-tuberculeux est, quoi qu'on en ait dit, un résultat favorable, car les régions congestionnées sont dans un état de résistance moindre et toutes prêtes à se laisser envahir par le processus infectieux : les lésions ne commencent à se cicatriser que quand les zones de congestions périphériques sont disparues. Les hémoptysies, d'ailleurs, ne trouvent-elles pas dans la stase sanguine, active ou passive, une de leurs meilleures causes prédisposantes ?

Ici, nous abordons un sujet épineux et très controversé : la cure d'altitude est-elle indiquée chez les tuberculeux prédisposés à faire des hémoptysies ? Nous n'aurons pas tant en vue, dans cette étude, ces hémoptysies finales considérables résultant de l'action directe du processus ulcératif des lésions tuberculeuses sur la paroi des vaisseaux pulmonaires, que celles qui surviennent soit au début, soit dans le cours de l'affection.

On recommande, dans un certain nombre de traités de thérapeutique, de ne pas envoyer à l'altitude les malades sujets aux congestions et aux hémoptysies, et on donne diverses raisons de cet ostracisme.

Il est classique de s'appuyer sur les phénomènes congestifs et sur les hémoptysies en quelque sorte à vacuo qui se produisent, par exemple, chez les ouvriers travaillant dans de l'air comprimé à plusieurs atmosphères et qui passent sans transition de ce milieu où la pression est très élevée à l'air libre ; on cite encore les hémoptysies qui apparaissent chez des aéronautes à la suite d'une ascension brusque et très élevée (le Zénith).

Il nous semble que l'on ne peut guère comparer ces faits, où la pression de l'air passe brusquement de plusieurs atmosphères à 0 ou de 76 centimètres à 35 ou 40 centimètres, avec le passage de la plaine à une altitude de 14 à 1,600 mètres, ce qui équivaut à une dépression barométrique de 100 millimètres de mercure ; inutile de dire, d'ailleurs, que, même avec un funiculaire, l'ascension est toujours lente.

L'influence heureuse de l'altitude sur les poussées congestives est admise par un certain nombre d'auteurs classiques : « J'ai noté déjà, dit Jaccoud dans un intéressant ouvrage (1), parmi

(1) S. Jaccoud. Curabilité et Traitement de la Phtisie pulmonaire. Leçons faites à la Faculté de médecine en 1880-1881.

les effets de l'altitude, la diminution de la charge sanguine des viscères au profit de la périphérie. — Eh bien! Cette anémie relative, à laquelle participent les poumons comme les autres organes profonds, ajoute puissamment à l'heureuse influence de la suractivité respiratoire, car elle facilite la circulation pulmonaire, elle dissipe les congestions et prévient tout mouvement fluxionnaire nouveau. Vous pouvez apprécier, par là, ce qu'il convient de penser du préjugé qui attribue au séjour dans les altitudes élevées une influence provocatrice sur l'hémoptysie ; ce préjugé est une erreur, car, pour les hauteurs que nous considérons, l'observation a établi ces deux faits : l'absence presque constante d'hémoptysie chez les malades pendant leur séjour ; la cessation des hémorrhagies chez ceux qui en ont été atteints, même dans les jours qui ont précédé de peu leur arrivée. Dans un de mes travaux, j'ai parlé d'un monsieur de Modène qui était précisément dans ce cas, et chez lequel l'hémoptysie n'a plus reparu du moment qu'il est arrivé à Saint-Moritz. Depuis lors, j'ai observé de très près le fils d'un riche manufacturier de Lille qui a passé trois étés consécutifs dans l'Engadine et qui n'y a jamais eu un seul crachement de sang, quoi qu'il fût sujet, pendant tout le reste de l'année, à de fréquentes fluxions hémorrhagiques. »

Certains auteurs, et cette théorie se rapproche davantage de notre sujet, donnent comme cause prédisposante aux hémoptysies l'hypertension.

C'est l'avis de M. le Docteur Barbary (1), qui la considère même comme la principale.

Nous avons vu, par le relevé des quelques cas d'hémoptysies que nous avons rencontrés dans nos 250 observations, que ces cas correspondent, au contraire, à des tensions notablement abaissées; on peut remarquer, d'ailleurs, le faible pourcentage que nous avons ainsi obtenu (7,2 p. 100); l'hypotension des tuberculeux, sujets aux hémoptysies, est donc un fait indéniable, du moins d'après nos statistiques, et nous appuierons particulièrement sur ce point que tous les tuberculeux à forte tension (19-20) n'ont jamais eu d'hémoptysies.

Nous semblons donc, à première vue, en contradiction formelle avec l'opinion de M. le Docteur Barbary ; la contradiction est peut-être moins absolue qu'elle n'en a l'air. Ce sont les tuberculeux à tension élevée qui ont des hémoptysies, dit-il. Nous sommes de cet avis, mais à condition que la tension soit élevée dans le système pulmonaire.

Or, il y a quelquefois un véritable balancement entre la tension dans les deux systèmes pulmonaire et aortique, celle-ci s'élevant quand celle-là baisse et *vice versa*. Il est évident, par exemple, qu'on peut, dans certains cas, faire diminuer la pression du sang dans le poumon et l'augmenter dans l'aorte : c'est ce qui arrive toutes les fois qu'on agit sur le cœur gauche pour le tonifier

(1) Barbary (de Nice). Communication au Congrès de la Tuberculose, 1905.

(la digitale dans les affections cardiaques mal compensées).

Nous avons vu que l'altitude agissait de même, diminuant la stase pulmonaire et tonifiant le système cardio-vasculaire.

Mais nous reconnaissons aussi que si certains médicaments peuvent abaisser la tension à la fois dans le poumon et dans l'aorte (ipéca, nitrite d'amyle), il peut y avoir des causes augmentant la tension dans l'ensemble de la circulation (la pléthore, par exemple).

Nous croyons, d'ailleurs, à une cause prédisposante plus efficace aux hémoptysies, cause qui nous explique à la fois et l'hypotension, et la fréquence plus grande des hémoptysies chez les individus à hypotension : la délicatesse plus grande des parois artérielles et un manque de tonicité et de résistance de leur tunique musculaire, comme cela se rencontre chez des anémiques ou des chlorotiques sujets aux épistaxis et chez lesquels cependant on ne peut invoquer l'hypertension. Cette théorie explique la facilité avec laquelle ces sujets réagissent par une hémoptysie à forte augmentation de tension dans le système pulmonaire.

Nous pouvons donc conclure, d'après nos observations, que : les hémoptysies se sont produites chez des individus à hypotension ; quand le sujet perd sa prédisposition aux hémoptysies, sa tension se relève rapidement.

Quand la tension augmente chez un tuberculeux par le fait de son séjour à l'altitude (ce qui est la règle), il a moins de chances d'avoir des hémoptysies à la montagne que dans la plaine. Les Observations 89 et 216 en sont deux cas typiques. Nous voyons que, peu de jours après le retour dans la plaine, ces malades ont eu des hémoptysies alors qu'ils n'en avaient jamais eues à la montagne et que, dans ces cas, la tension artérielle est abaissée de 1 à 2 centimètres.

Il est, cependant, un cas où le séjour à l'altitude est absolument contre-indiqué chez des tuberculeux à hémoptysies : c'est lorsque ces hémoptysies sont répétées et se maintiennent à la montagne, pendant que la tension artérielle reste très faible et n'a pas de tendance à se relever. Il y a alors une indication à faire redescendre le malade dans un climat plus bas, même s'il est apyrétique.

Une autre contre-indication, aussi formelle, nous est fournie par l'examen de la tension : ce sont ceux où l'altitude la diminue au lieu de l'augmenter, d'où tendance aux congestions pulmonaires, malades fébriles dont la tension artérielle était très basse en plaine, et il faut les faire redescendre au plus tôt pour éviter un œdème pulmonaire grave; voici à quoi sont dus ces phénomènes :

L'augmentation de la pression dans le système aortique après arrivée à l'altitude est, avons-nous dit, un phénomène de compensation et d'adaptation physiologique à un milieu nouveau; mais cette adaptation suppose que le cœur est encore en état de fournir un surcroît d'énergie minime, sans doute, mais très important, parce qu'il doit être constant et ininterrompu. Si ce cœur est atteint d'une myocardite avancée, il ne peut fournir cet effort nécessaire au bon fonctionnement de la circulation ; il s'épuise peu à peu et la tension artérielle diminue au lieu d'augmenter : des phénomènes de congestion passive peuvent alors apparaître et aller parfois jusqu'à l'œdème pulmonaire. Ces faits peuvent être rapprochés des phénomènes d'asystolie plus ou moins aigus que l'on observe au cours des diverses affections cardiaques sous l'influence d'un effort ou d'une fatigue.

On voit donc qu'à part une ou deux exceptions qui ne se présentent guère que dans les cas très graves ou très avancés, on peut conseiller l'altitude à tout tuberculeux qui a une faible tension artérielle : c'est le plus sûr moyen de la relever d'une façon constante et durable.

CONCLUSIONS

La sphygmomanométrie est un mode d'exploration clinique très simple et qui peut nous être très utile dans l'étude de la tuberculose.

La tension artérielle dans cette maladie est généralement diminuée, d'autant plus que les lésions sont plus avancées et surtout que l'intoxication générale est plus profonde.

L'âge ne semble pas avoir d'influence, « il égalise les choses ».

L'hypotension est un bon signe du début de la tuberculose, mais un signe secondaire; si elle est très marquée et surtout si, au cours de la maladie, elle subit une chute plus ou moins brusque, mais très accentuée, il faut penser à la possibilité d'une lésion cardiaque ou à une névrite du pneumogastrique.

L'hypertension que nous avons trouvée très fréquemment dans nos observations peut être symptomatique soit de complications et tout particulièrement de néphrite, soit *d'amélioration.*

L'étude de la tension artérielle nous est surtout un excellent moyen de pronostic, celui-ci étant d'autant plus sombre que l'hypotension est plus précoce, plus accentuée, plus tenace, plus rebelle à la cure et, en particulier, à la cure d'altitude, d'autant plus favorable que la tension se relève ou se maintient élevée, sauf la possibilité de complications du côté du rein.

L'hypotension que l'on observe généralement dans la tuberculose pulmonaire a une influence néfaste sur l'évolution, car elle prédispose aux congestions et aux hémoptysies; il est donc indiqué de la relever.

Les médicaments toniques du cœur et des vaisseaux doivent être réservés aux cas où la myocardite est la cause principale de l'hypotension.

Dans les autres cas, le meilleur traitement est encore la *cure d'altitude* qui agit :

Sur l'état général ;

Sur la circulation pulmonaire;

Sur le cœur et le système périphérique comme tonique.

Cette cure n'a, d'ailleurs, que très peu de contre-indications :

Les hémoptysies et encore si elles sont répétées à l'altitude et si la tension reste faible ;

Une tension artérielle très faible (10 c.), symptomatique de myocardite ;

Des lésions très avancées avec fièvre élevée.

BIBLIOGRAPHIE

Arloing, Rodes et Courmont. — Congrès de la Tuberculose, 1891.

Arloing et Guinaud. — Congrès de la Tuberculose, 1898.

Brouardel. — Précis d'exploration clinique du cœur et des vaisseaux, 1903.

Bouchard. — Communication à l'Académie des Sciences, 4 juin 1888.

Barbary (de Nice). — Hémoptysies et hypertension. Congrès de la Tuberculose, 1905.

Cazes. — Thèse de Paris. Tension artérielle dans quelques états pathologiques, 1890.

Charrin et Lenoir. — Communication à la Société de Biologie, 22 juillet 1893.

Durand-Viel. — Thèse de Paris. Variations de la tension artérielle dans quelques maladies chez les enfants, 1903.

Faisans. — Semaine médicale. Au sujet de la tachycardie, 13 juillet 1898.

GRANDIN. — Thèse de Paris. Tuberculose et tachycardie, 1899.

GROSSET. — Thèse de Paris. Éréthisme cardiaque dans la tuberculose de 1904.

JACCOUD. — Curabilité et traitement de la phtisie pulmonaire (leçons faites à la Faculté de Médecine), 1881.

JAQUEROD. — Influence de l'altitude sur la tension artérielle chez les tuberculeux. Gazette des Eaux, juillet 1905.

LEDOUX. — Thèse de Lille. Le pouls dans la tuberculose, 1901.

LENOIR. — Clinique. Journal de Médecine interne, 15 juillet 1905.

LAUZERAL. — Thèse de Paris. Action de quelques médicaments sur la tension artérielle, 1893.

MARFAN. — De l'abaissement de la tension artérielle chez les tuberculeux. Société de Biologie, mai 1891.

MARIANI. — Méthodes nouvelles pour le diagnostic précoce de la tuberculose. Communication au Congrès de la Tuberculose, 1905.

MIQUEU-REY. — Thèse de Paris. La tuberculose dans l'Inde ancienne, 1905.

PAPILLON. — Thèse de Paris, 1897. Diagnostic précoce de la tuberculose pulmonaire, 1897.

PLICQUE. — Diagnostic de la tuberculose au début. Correspondant Médical, Paris, n° 156, 1901.

POTAIN. — La pression artérielle de l'homme à l'état normal et pathologique, 1903.

POUJADE. — Thèse de Paris. Valeur pronostique de l'hémoptysie chez les tuberculeux à la première période, 1905.

Regnault. — Thèse de Paris. Le cœur chez les tuberculeux, 1899.

Reynaud. — Thèse de Paris. L'hypotension artérielle et sa valeur clinique dans les états toxiques et infectieux, 1901.

Reynaud et Chuer. — La pression artérielle dans les maladies. Gazette des Hôpitaux, mai 1900.

Sequer. — Thèse de Paris. Le cœur des tuberculeux, 1904.

Teissier. — La pression artérielle chez les tuberculeux. Communication au Congrès de la Tuberculose, 4 octobre 1905.

TABLE DES MATIÈRES

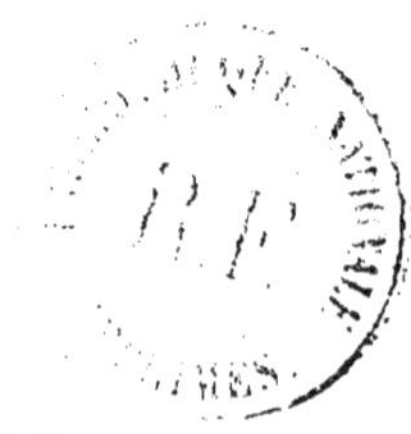

Toulouse. — Imprimerie J. FOURNIER, boulev. Carnot, 62.

www.ingramcontent.com/pod-product-compliance
Lightning Source LLC
LaVergne TN
LVHW050424160826
845677LV00002BA/516
9782329697772